PRINCIPES

DE

MÉDECINE NATURELLE

OU

MANIÈRE DE SE GUÉRIR SOI-MÊME

de la plupart des Maladies

ET SPÉCIALEMENT DES MALADIES CHRONIQUES

au moyen de remèdes simples, faciles et peu coûteux
par l'emploi méthodique des Herbes

A L'USAGE DES HABITANTS DE LA CAMPAGNE

et des Personnes abandonnées des Médecins

Par J. CHAMBŒUF

Herboriste de 1re classe
Gradué de l'École supérieure de pharmacie de Paris
Membre de la Société scientifique de France
Ex-membre fondateur de l'Aéronautic-Club de Paris (Sport aérien).

Prix : 50 cent.

*Natura adjuta interdum
miracula fecit.*

(LINNÉ).

La nature aidée par l'art
fait parfois des miracles.
Purifier et fortifier, voilà
toute la médecine.

EN VENTE

chez l'Auteur, à ENVAL, près Vic-le-Comte

(Puy-de-Dôme)

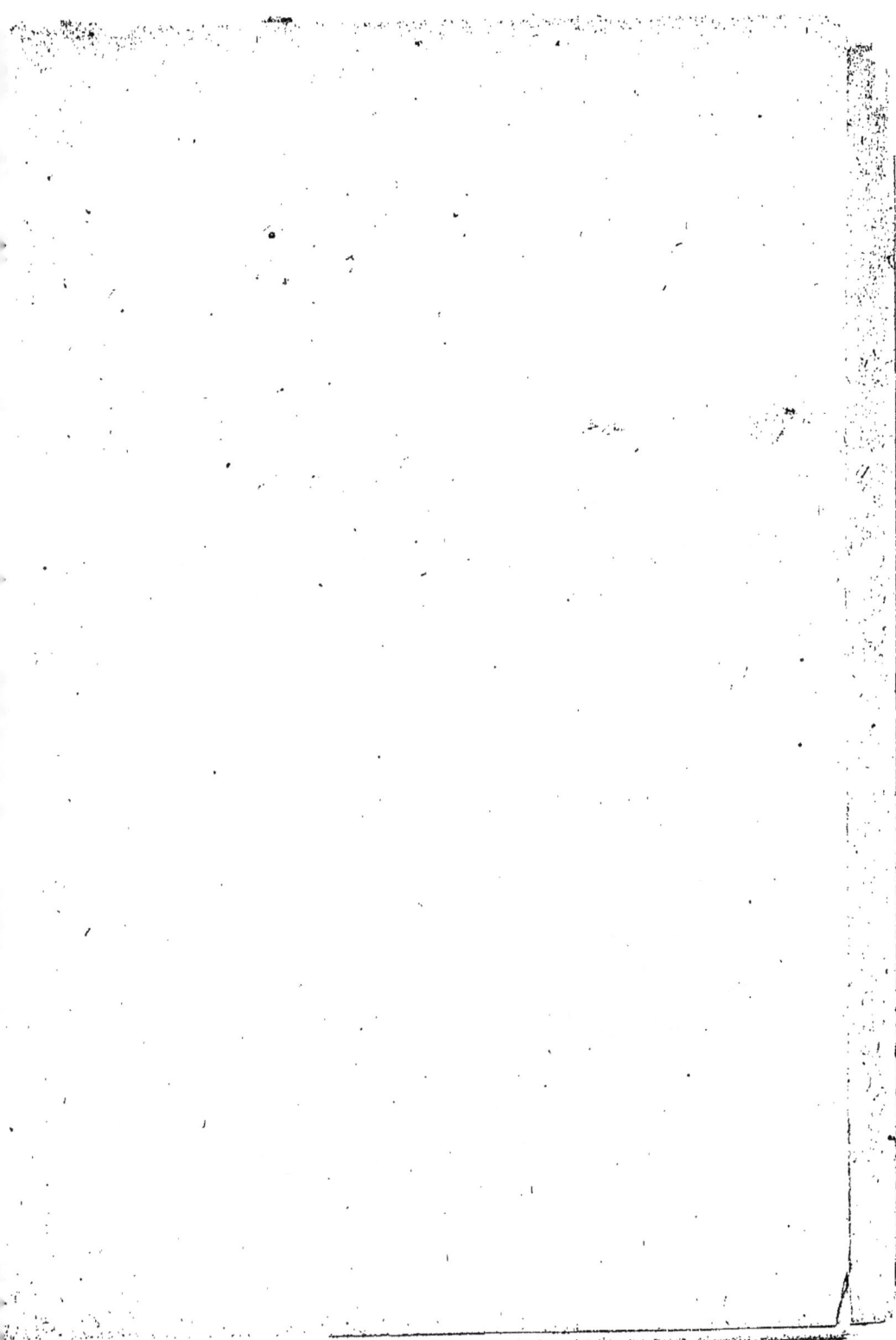

PRÉFACE

—

Eprouvé par des souffrances de toutes sortes, je
me suis demandé bien des fois, dans de violents
accès de douleur, si la nature avait livré l'homme
sans défense au fléau de la maladie, et, après bien
des réflexions, j'ai pu me convaincre que très-
souvent à côté du mal elle en a placé le remède ;
mais il s'agit de connaître ce remède et les lois
d'après lesquelles il agit ; dans ce but, j'ai cher-
ché, avec une ardeur fiévreuse, dans les ouvrages
de matière médicale, j'ai fouillé dans tous les
replis, dans toutes les profondeurs, et je n'ai
trouvé çà et là que des fragments épars de la vérité
universelle, fruits de longues, laborieuses et loua-
bles recherches ; des faits mal interprétés et sans
liaisons les uns avec les autres, en un mot, où je
cherchais la lumière je n'ai trouvé qu'un téné-
breux chaos pour mon esprit avide de clarté.

Les livres de sciences n'ayant pu répondre à
mes questions, il fallait chercher ailleurs.

Persuadé qu'une loi universelle de guérison doit

exister, j'ai porté ailleurs mes investigations. Ayant un goût tout particulier pour l'étude des sciences naturelles, je me suis livré et me livre encore à cette douce inclination, et là, dans la nature où tout est lié, coordonné, l'effet explique souvent la cause et toujours chaque petite parcelle de vérité est comme l'anneau d'une chaîne immense, dont le cercle infini forme la vérité absolue, universelle. Chaque vérité m'en révélait une autre et me conduisait comme par la main, au but de mes désirs, en faisant goûter à mon esprit les jouissances morales les plus suaves et les plus pures.

Dans la voie féconde où je viens d'entrer, j'ai acquis la certitude que la science est pleine de facilités à s'égarer, tant qu'elle ne compare pas les résultats de ses expériences avec ceux de la nature agissant dans des cas analogues, tant qu'elle ne rapporte pas tout à celle-ci qui est le seul et unique refuge de la vérité en tout et pour tout.

En face des premières révélations de la grande science unitaire, synthétique, universelle, science sublime à laquelle je dois le privilége de mon émancipation, force me fut de désapprendre le peu que je savais pour entrer à une nouvelle école : celle de la Nature.

Un peu partout, aux bois, aux champs et spécialement dans la riante vallée d'Enval, que j'affectionne, j'ai observé l'admirable instinct des animaux, et c'est d'eux que j'ai reçu les meilleures leçons.

D'un autre côté, les quelques maladies que j'ai été à même d'observer, m'ont indiqué les moyens employés par la Nature pour arriver à son but de guérison et j'ai toujours observé qu'elle arrive à ses fins *en suractivant une* ou *plusieurs des fonctions éliminatoires* pour purifier l'organisme des impuretés qui le souillent, troublent l'harmonie de ses fonctions et, par conséquent, produisent la maladie. Les guérisons spontanées que j'ai observées, sont venues corroborer et confirmer de la manière la plus positive, les observations qui précèdent et les expériences que j'ai faites dans ce sens, quoique peu nombreuses, m'ont fourni de précieux renseignements et ont servi de contrôle à mes observations, en me montrant clairement la voie enseignée, voulue et suivie par la Nature médicatrice.

La nouvelle manière de se traiter que j'offre aujourd'hui à ceux qui souffrent et qui sont abandonnés de la médecine ordinaire est donc, pour ainsi dire, copiée, calquée sur la Nature elle-même.

L'Être humain est composé de deux natures, l'une physique et l'autre spirituelle. Son devoir est de chercher à développer, étendre, perfectionner ces natures ; mais comme son corps, ou nature physique, n'est pas susceptible de grandes perfections, c'est sur sa nature spirituelle qu'il doit reporter toute son attention.

La Nature est le meilleur de tous les livres ; c'est là et là seulement qu'il faut chercher la vérité, car celle-ci ne peut pas être ailleurs. Tous les jours nous voyons des effets, cherchons à en pénétrer les causes et pour cela ayons recours à la réflexion, au raisonnement et soyons observateurs.

Sur le frontispice du temple d'Apollon Pythien, à Sparte, on lisait cette inscription : « Connais-toi toi-même ». Les vrais savants ne sont pas où on les croit communément ; celui-là seul est savant, qui sait combien est vaste et profonde la science qu'il faut pour sonder l'objet exprimé par ce seul mot : Homme.

Par son corps il tient à la terre, par ses facultés intellectuelles, il tient à l'Infini.

Les esprits simples, non faussés par les préjugés, peuvent seuls comprendre et pénétrer ces vérités sublimes; quant aux orgueilleux, ils ont l'esprit trop étroit et cette science leur est trop supérieure pour qu'ils puissent comprendre, saisir les rapports de l'Homme avec l'Univers. Cette étude est l'objet de la science unitaire, de la synthèse universelle.

Cette science nouvelle est à son crépuscule ; science du Bien et du Mal, science de Vie, dont les premières révélations font tressaillir de joie le cœur appelé à les sentir et l'esprit appelé à les comprendre ; qui donne à l'Être Humain la notion exacte, mathématique des rapports de sa Nature corporelle avec la terre, de sa Nature spirituelle avec l'Infini, lui montre son passé douloureux avec son inexorable fatalité et son cortége de longues misères, de luttes, de souffrances, d'oppressions et de servitudes ; sa vie de malheur, condition indispensable de régénération ; son avenir glorieux avec la fin de ses malheurs, le prix de ses combats et de ses victoires, la récompense de ses vertus, le paradis sur la terre.

Les temps promis sont proches.

Déjà tressaillent les membres sains de l'humanité militante.

Le Vaisseau du Vieux Monde se brise.

Regardez le monde livré à toutes les horreurs de la décomposition sociale, voyez d'un côté, les éléments de désagrégation se multiplier sous l'action permanente d'une puissance infinie, pour augmenter le désordre et hâter la dissolution de ce monde d'iniquité et de malheur abandonné par l'Esprit de vie ; d'un autre côté, contemplez cette majestueuse végétation humanitaire, voyez éclore cette nouvelle génération d'hommes purifiés par les souffrances et le feu des combats dont ils sont sortis vainqueurs et touchant déjà au but de leurs nobles aspirations en entrant dans le concert harmonique d'une Vie Nouvelle de Solidarité et de Justice.

L'Humanité approche de sa majorité, tuteurs, apprêtez-vous à rendre les comptes de tutelle de la jeune société chrétienne mineure, confiée à vos soins par le Christ.

Hommes de progrès et d'avenir, pour hâter la délivrance de l'humanité, luttons avec courage et persévérance contre les épaisses ténèbres de l'ignorance ; combattons avec ardeur les partisans de l'obscurantisme qui voudraient faire de notre belle France, un Elysée, un paradis pour eux et une vallée de misères et de larmes pour les autres, à l'aide seule de l'**Ignorance,** leur plus solide point d'appui.

Que nos phalanges de héros pacifiques marchent sous l'étendard sacré de la **Paix** et que leur mot d'ordre soit **Fraternité universelle.**

Paysans, cent mille de vos enfants dorment couchés dans la poussière des champs de bataille, et, comme conséquence de cette folle et désastreuse guerre de 70, la France a été pressurée comme une éponge pour payer cinq milliards au roi de Prusse ; elle est obligée de donner journellement de quoi subsister aux soldats français estropiés ; il a fallu perdre deux riches provinces, augmenter les impôts déjà écrasants et en mettre de nouveaux encore plus vexatoires, **pour payer la folie, la fantaisie, le caprice de deux hommes !!!** Voilà en gros le bilan de la guerre de 70. Je ne parle pas des veuves et des orphelins, des villes et des villages brûlés, des déprédations de l'ennemi, etc., etc. De tout cela, paysans, **accusez votre Ignorance.**

La guerre, c'est l'amusement des rois et le martyre des peuples.

L'ignorance est la cause de tous nos maux ; re-

connaissez donc avec moi, la nécessité de vous
instruire, l'obligation de donner à votre esprit la
nourriture que son essence comporte, c'est-à-dire
les lumières qui lui sont absolument indispensa-
bles.

Restons sourds à la voix de ces natures abjectes
et dépravées qui font un dieu de leur intérêt et ne
savent que se courber devant le veau d'or.

La destinée de l'homme n'est pas de rester éter-
nellement rivé aux déplorables servitudes de l'igno-
ance; on n'est homme que par l'esprit, l'ignorance
nous rend esclave : marchons donc en avant, aux
conquêtes morales, au développement de la pensée,
au véritable honnéur ; dans ces régions calmes
seulement, l'homme trouve le vrai, le solide bonheur et la saine philosophie qui rend à l'âme sa
force et sa sérénité à l'heure du danger.

Emancipé par la science de vie, ennemi des
guerres et ami de la paix, regardant l'indépen-
dance comme un grand bien, mon drapeau est
celui de l'Humanité, il porte pour devise : **Fraternité universelle**; ma religion consiste à soumet-
tre toutes mes actions au contrôle, à l'approbation
de la raison et de la conscience; mon but, mon

désir le plus ardent est de faire le bien et contribuer au bonheur de mes semblables dans la mesure de mes forces et de mon pouvoir.

Enfant du peuple, c'est au bien du peuple que je consacre ma vie ; je lutterai toujours pour la défense de ses droits trop souvent méconnus, foulés aux pieds par ceux qui doivent les défendre ; être utile par tous les moyens possibles, éclairer, instruire ce peuple si bon, mais trop souvent victime de l'ignorance et des préjugés qui obscurcissent son esprit et égarent sa raison, telle est la tâche que je m'impose et que doivent s'imposer tous les hommes de cœur soucieux de l'honneur de la patrie et de l'avenir de l'humanité.

J. CHAMBŒUF

Enval, près Vic-le-Comte, ce 29 juin 1877.

PRÉDISPOSITION AUX MALADIES

La prédisposition consiste dans une aptitude, une tendance permanente de nos humeurs à incuber le principe morbifique venant d'une infection extérieure et à faire éclore la maladie par l'altération du sang et des humeurs.

Les personnes vivant sous la pernicieuse influence d'un état humoral dépravé, sont les victimes prédestinées de l'épidémie ou, à la moindre imprudence, tombent dans des maladies dont la gravité et le danger sont en raison du degré de dépravation des fluides vitaux de l'organisme; c'est ce qui explique pourquoi des personnes d'une santé d'apparence florissante tombent mortellement frappées à la suite de la plus légère imprudence.

Aucune maladie grave n'est possible sans la prédisposition, de là l'impérieuse nécessité pour tous de la détruire par le traitement naturel préventif, purificateur et régénérateur de l'économie animale.

Au moral nous avons une prédisposition non moins dangereuse : l'Ignorance qui nous prédispose à faire alliance avec tous les vices et dont le remède se trouve dans une solide instruction largement répandue. Le fléau des guerres civiles, politiques ou religieuses qui de temps en temps désolent l'humanité, le désordre, l'esclavage, etc., etc., sont les fruits de notre ignorance. Ayons donc le courage de nous imposer quelques sacrifices pour donner à nos enfants le pain de l'esprit, l'instruction. L'économie ailleurs est une vertu, là elle est un crime de lèse-humanité.

UNITÉ DE LA MALADIE

Toute maladie, en dehors des causes accidentelles, vient de la dépravation, de l'altération des fluides humoraux, de l'âcreté du sang, des humeurs corrosives incapables par leur composition de subir les lois de la nutrition et dont la localisation, dans un organe ou une partie d'organe, détermine un trouble que nous appelons maladie.

A son tour, l'altération humorale reconnaît pour cause un trouble survenu dans les fonctions, soit de la digestion, soit de la nutrition, soit des sécrétions ou des excrétions par suite de l'action des agents extérieurs agissant intérieurement ou extérieurement, et

administrés fortuitement ou médicalement, conjuga-
lement ou héréditairement (1).

Le principe morbifique peut varier dans sa composition ou dans sa manière d'agir, de là des états parti-
culiers de prédisposition ou diathèses, comme diathèse
scrofuleuse, scorbutique, cancéreuse, etc., mais la
cause de la maladie n'en reste pas moins **Une** puis-
qu'elle est constituée par *une* matière inassimilable,
étrangère à l'économie et ne varie que dans ses diverses manifestations. En effet, supposons un instant
que l'élément morbide se porte sur un rameau nerveux,
on aura l'affection désignée sous le nom de névralgie;
si la région du système nerveux envahie est la tête, on
aura la migraine, l'hémicranie, et s'il.y détermine une
affluence de sang on aura l'apoplexie, etc.; si, au contraire l'élément acrimonieux se fixe aux jambes, on
aura le rhumatisme; sur l'estomac, et qu'il y produise
une irritation, on aura la gastrite; dans les intestins,
l'entérite, etc., etc., tous effets d'une seule et même
cause, dont le déplacement ou les diverses manifestations reçoivent autant d'appellations scientifiques que
le principe morbifique visite d'organes ou de parties
d'organes.

(1) Les lois des transmissions héréditaires, morbides, phy-
siques et morales sont encore très-peu connues. Encore une
voie féconde en révélations curieuses, ouverte aux savants.

UNITÉ DE TRAITEMENT

L'unité de la maladie une fois bien constatée, nous arrivons directement et naturellement à l'Unité de Traitement.

La médication est bien simple et doit tout simplement consister *à éliminer* du corps l'élément morbifique par des remèdes appropriés et à porter en même temps un renfort et des secours à la Nature opprimée par le mal, au moyen de remèdes fortifiants et d'une nourriture substantielle, en rapport toutefois avec la force des facultés digestives de l'estomac du malade :

1° Une combinaison rationnelle établie sur ces bases et composée, d'une part, de remèdes toniques, dépuratifs et purgatifs, purifie le corps des matériaux générateurs de la maladie ;

2° D'autre part, si, pendant qu'on purifie le corps, on prend également des toniques assimilateurs et une nourriture réparatrice pour le fortifier, il est évident que la santé reviendra rapidement à mesure que l'organisme se débarrassera des éléments morbides, s'il n'existe pas de perte considérable de substance ou des lésions graves pouvant empêcher l'application de ce traitement. Ainsi se trouve expliqué l'axiome inscrit à la tête de cet opuscule, axiome que l'on peut ériger en règle générale et sous lequel se cache une loi de guérison révélée et suivie par la Nature médicatrice pour atteindre son but.

La durée du traitement est en raison de l'ancienneté de la maladie, de la quantité de matières morbides et de leur degré d'acuité.

La Médecine naturelle se propose donc de purifier et de fortifier le corps en le délivrant des éléments pernicieux de la maladie et en lui apportant les bienfaits d'une alimentation saine et substantielle, au moyen de remèdes simples, faciles, peu coûteux, inoffensifs et souverains, tirés du règne végétal.

Les plantes qui composent le Traitement Naturel doivent être récoltées et préparées au moment le plus favorable au développement de leurs propriétés, afin d'élever au plus haut degré la puissance de leurs vertus curatives, ce qui nécessite l'habitation à la campagne.

Cette médecine exclut rigoureusement tous les poisons, à quelque classe qu'ils appartiennent et quels que soient les bienfaits que l'on en attende, car le soulagement d'apparence obtenu par les toxiques, lègue assez souvent pour l'avenir des maux pires que celui que l'on a en vue de soulager, de plus, l'emploi des poisons n'est jamais exempt de dangers.

Malgré le vif désir que j'aurais de m'étendre sur ce point de toxicologie pour démontrer comment l'action des poisons sur le corps en état de santé et de maladie est parvenue à donner le change à la médecine qui l'a mal interprétée, les limites extrêmement concises de cet opuscule-prospectus ne me le permettent pas.

IRRITATION ET INFLAMMATION

En médecine on ne fait aucune différence entre l'*Irritation* et l'*Inflammation*, quoique ce soit deux symptômes tout à fait différents, tant par leur cause que par leurs effets respectifs.

L'irritation est la manifestation du principe morbide qui en se fixant sur un point quelconque du corps y détermine une maladie.

L'inflammation et la fièvre qui en résultent, sont au contraire l'effet d'une réaction de la vitalité, la manifestation des forces vitales de l'économie révoltées contre le principe morbide et mise en activité par la Nature médicatrice; d'où il suit que, dans la plupart des cas, l'irritation est accompagnée de l'inflammation et l'absence ou l'insuffisance de celle-ci constitue l'élément des maladies chroniques qui se perpétuent dans l'économie, par absence ou insuffisance de réaction vitale.

L'interprétation logique de ces faits, mène tout naturellement à la découverte de la loi universelle de guérison révélée à une sage observation, par la Nature elle-même.

DIRECTION DU TRAITEMENT NATUREL

Le Traitement naturel comporte plusieurs directions que je ne peux décrire ici à cause de la concision que m'imposent les limites restreintes de cet opuscule. Je m'arrête à la principale parce qu'elle est, pour ainsi dire, le pivot autour duquel se meuvent toutes les autres. .

Le Traitement naturel des maladies chroniques par les plantes se divise en deux périodes, l'une dépuratoire et l'autre évacuatoire. Quant aux maladies aiguës je n'en dirai qu'un mot, parce qu'elles réclament la présence d'un homme de l'art.

PÉRIODE DÉPURATOIRE

Les maladies chroniques viennent de l'impuissance de la nature à établir son action médicatrice et à expulser par ses propres forces le principe morbide fixé dans le corps; les périodes dépuratoires ont donc essentiellement pour but et pour résultat, de réveiller les forces engourdies de l'organisme, de dissoudre et de remettre en circulation les matières morbifiques, d'activer les fonctions éliminatrices et en un mot, de produire une réaction vitale. Elles préparent en même temps à la période évacuatoire ou purgative.

On ne change rien à son régime ordinaire s'il n'a rien de contraire à l'hygiène et l'on prend une bonne nourriture.

Usage : prenez le matin à jeun une infusion de plantes toniques, à midi et le soir, une infusion de plantes dépuratives; la dose est d'une pincée par tasse d'eau, on peut l'augmenter ou la diminuer selon les aptitudes de l'estomac. La durée de cette période varie de 8 à 15 jours.

La manière de faire les infusions est indiquée plus loin.

PÉRIODE ÉVACUATOIRE

On cesse l'usage des tisanes de la période précédente et l'on commence la présente qui doit durer trois jours en prenant le premier jour et le matin à jeun, l'infusion d'un paquet entier de plantes laxatives; le deuxième et le troisième jour, le matin à jeun, l'infusion d'un paquet entier de plantes purgatives.

Une heure et demie après la prise du purgatif, ainsi qu'après chaque garde-robe on doit avoir le soin de prendre une bonne tasse de bouillon, pour faciliter l'action du remède.

Le premier repas doit avoir lieu 4 à 5 heures après la prise du purgatif. Il est à remarquer que pendant la période purgative et les jours suivants, une nourriture saine et substantielle est de rigueur, il faut éviter autant que possible l'usage des salaisons, les crudités, le vinaigre et les acides, etc. On doit éviter avec soin les refroidissements et les boissons froides ou acidulées, surtout au premier repas qui suit la purgation. Le vin sucré ou non, coupé avec une infusion de Thé français, est ce qu'il y a de meilleur. On cesse pendant 5 à 6 jours toute espèce de traitement; l'on prend aux repas, qui doivent se composer de bonne nourriture, de viandes grillées, de bon bouillon, quelques infusions de Thé français aromatique mêlé avec du vin. Au bout de ces 5 à 6 jours de repos, on recommence la période dépuratoire pour arriver de nouveau à la période purgative et de là aux 5 à 6 jours de repos.

Toute la médication se meut dans ce cercle de périodes alternatives. La durée du traitement est proportionnelle à l'ancienneté de la maladie.

L'action des plantes laxatives est légère, celle des plantes purgatives est un peu plus prononcée, leur activité est plus grande et agit avec plus de puissance.

Il y a des états diathésiques qui ne comportent pas les périodes évacuantes ou purgatives, c'est lorsqu'il y a des lésions graves, des dégénérescences profondes d'organes essentiels à la vie, dans la cachexie, etc. Toutes les autres maladies chroniques sont traitées victorieusement par ce système.

Quelques tempéraments sont insensibles ou réfractaires à l'action des purgatifs. Les personnes qui se trouvent dans ce cas doivent varier les purgatifs et s'en tenir à celui qui paraît le mieux approprié à leur tempérament.

Extérieurement, dans les maladies où cela est nécessaire, on emploie les agents reconnus les meilleurs et sur la prescription d'un homme de l'art seulement.

On éviterait bien de graves maladies si l'on avait la précaution, chaque année au retour du printemps, de se purifier le corps au moyen de ce simple traitement.

Dans toutes les maladies aiguës, *on diminue toujours le danger* en employant un purgatif de choix

approprié au cas et ayant sur le corps une action phy-
siologique douce en même temps que profonde (1).

En vertu de la solidarité qui existe entre toutes les
parties organiques de la matière vivante, l'action des
remèdes naturels est essentiellement générale, c'est-à-
dire qu'elle s'exerce à la fois dans toutes les parties du
corps.

Les avantages de cette manière de traiter les maladies sont incontestables ; c'est ce qui explique la vogue
de l'élixir de Guillié, du sirop de Pagliano, etc., dont
les bons effets sont incontestables, si on sait les
prendre à propos, et quoique leur emploi doive être
assujetti à certaines règles. Nous avons des plantes
indigènes comme le *Convolvulus sepium* et autres,
qui ont les mêmes avantages et le même mérite que
les drogues ci-dessus, mais qui ont le singulier défaut
de ne pas venir de loin et de coûter moins cher.

---

(1) Je me livre en ce moment à des recherches sur quelques
plantes indigènes et notamment sur le genre *Convolvulus*, dans
lequel se trouve une espèce, le *Convolvulus sepium*, que je
crois appelé à rendre de grands services et à remplacer des
espèces exotiques plus coûteuses. La racine de cette plante a
des propriétés analogues à celle du *Convolvulus scammonia*
Les noms vulgaires de cette plante sont : Grand liseron, Man-
chette de la Vierge, Lisette. — La dose des racines pulvérisées
est de 1 à 2 grammes.

INFUSION & DÉCOCTION

L'infusion se fait en jetant dans l'eau bouillante les plantes ou les fleurs destinées à être infusées, il faut ensuite couvrir, retirer du feu et laisser infuser une demi-heure environ.

La décoction consiste à laisser bouillir les plantes ou les racines un temps déterminé, quelques minutes ordinairement.

USAGE, MODE D'EMPLOI

ET

TARIF DES PRODUITS DE SANTÉ

Toutes les plantes formant la base de la Médecine naturelle et sortant de ma Maison, sont récoltées au moment où leurs vertus se trouvent dans la plénitude de leur puissance, mondées et préparées avec les plus grands soins.

COLLECTION DE PLANTES TONIQUES

Elles se prennent en infusion le matin avant le repas, dans le cours des périodes dépuratoires, et aussi en dehors du traitement naturel à titre de fortifiant, à la dose d'un verre, sucré ou non.

1 fr. le rouleau.

Cet article est adressé franco par la poste, contre l'envoi de son prix en mandat ou timbres-poste (1).

COLLECTION DE PLANTES DÉPURATIVES

A prendre en infusion à midi et le soir, une heure avant le repas, à la dose d'un verre, dans le cours des périodes dépuratoires. Par leur action dissolvante des germes de la maladie, ces plantes préparent le corps à l'action du purgatif qui doit expulser au dehors les éléments morbifiques. On peut sucrer si on le désire.

60 cent. le rouleau.

Envoi franco par la poste.

COLLECTION DE PLANTES LAXATIVES

On prend l'infusion du paquet entier, en une ou deux fois, à une heure d'intervalle, dans deux verres d'eau environ. L'action de ces plantes est légère et permet d'arriver sans brusque transition aux plantes

(1) Le moyen le plus sûr est d'adresser le montant du prix en un mandat. Les facteurs ruraux sont chargés de ce service pour les communes éloignées du bureau de poste.

purgatives qui sont plus actives. On peut sucrer à son goût.

60 cent. le rouleau.

COLLECTION DE PLANTES PURGATIVES

De même que pour les plantes laxatives on met le paquet entier infuser dans environ deux verres d'eau bouillante, on laisse refroidir et l'on prend tiède, sucré, à son goût, en deux fois, dans l'intervalle d'une heure. Pour favoriser l'action des plantes laxatives et purgatives, on doit une heure ou deux après la prise du purgatif, prendre une bonne tasse de bouillon ordinaire, ainsi qu'après chaque selle. Pour les enfants, la dose doit être proportionnée à leur âge. On donne, en général, la demi-dose à ceux qui sont âgés de 8 à 12 ans.

60 cent. le rouleau.

THÉ FRANÇAIS AROMATIQUE & DIGESTIF

Ce thé composé d'un choix judicieux de plantes toniques est spécialement favorable aux personnes faibles, à celles qui digèrent mal, qui ont un tempérament froid et lymphatique; dans tous les cas de simple indisposition, de lassitude, de fatigue, d'indigestion, de maux d'estomac, dyspepsie, vents, flatuosités. etc., etc.

La dose est d'une légère pincée par tasse d'eau en infusion sucrée à volonté. Les personnes qui s'en trouvent bien peuvent aiguiser leur infusion de quelques gouttes de rhum ou d'eau-de-vie.

1 fr. 25 le rouleau, franco par la poste.

COLLECTION DE PLANTES TONIQUES
AMÈRES, CORDIALES ET ASSIMILATRICES
POUR FAIRE LE VIN STOMACHIQUE

Ce vin que chacun peut préparer soi-même est un excellent fortifiant, très-utile aux femmes qui ont les flueurs blanches ou l'estomac affaibli, ainsi qu'aux jeunes filles atteintes des pâles couleurs.

Pour le préparer on introduit le contenu d'un paquet dans un bocal dans lequel on verse ensuite deux bouteilles de bon vin avec un verre de bonne eau-de-vie, on bouche le bocal et on laisse macérer ces plantes pendant une semaine, en agitant le mélange une ou deux fois par jour; au bout de ce temps on filtre le vin et on l'embouteille en ayant soin de le tenir bien bouché.

Le vin stomachique se prend à la dose d'un verre

à liqueur ou d'une à deux cuillerées à bouche, une demi-heure avant les repas et spécialement le matin à jeun; comme il est amer on peut le sucrer à son goût.

Le paquet, pour préparer 2 bouteilles, **1** fr. **20**, franco par la poste.

Malgré le bon marché des remèdes naturels accessibles à tous les moyens, des concessions seront encore faites aux pauvres et ils seront délivrés gratuitement aux plus malheureux qui se présenteront à la maison.

UN MOT SUR LES ENFANTS

En dehors de la dentition, deux choses principalement causent la plupart des maladies des enfants : les humeurs grossières, inassimilables que les bonnes femmes désignent sous le nom de *râche* ou scrofules et les vers. L'existence des vers est ordinairement la conséquence de l'impureté des humeurs dans lesquelles ces parasites trouvent des conditions favorables d'éclosion et de développement.

Les périodes dépuratoires suivies de la période évacuante, modifiée selon leur âge, sont le meilleur moyen de les préserver des maladies et de leur assurer une bonne constitution et fort un tempérament ; les mères prudentes he négligeront pas l'emploi de ce moyen si favorable au développement et à la bonne santé des enfants. Les enfants très-jeunes ne pouvant se mettre à l'usage de la tisane, auront l'eur période dépuratoire constituée par l'usage du sirop antiscorbutique, à la dose d'une cuillerée à café, une demi-heure avant le repas, le matin et le soir ; la période purgative ou évacuante aura pour base le sirop de chicorée qu'il faudra administrer à jeun, le matin, à la dose d'une cuillerée à café et même jusqu'à une cuillerée à bouche, selon la force et le tempérament de l'enfant et l'effet obtenu, pendant deux ou trois jours. Ensuite, repos et absence de remèdes pendant une semaine et reprise du traitement plus tard, si l'état de la santé l'exige. Les sirops antiscorbutique et de chicorée se trouvent tout préparés chez le pharmacien.

Les jeunes filles faibles, pâles, chlorotiques et mal réglées, trouveront dans les remèdes inoffensifs et souverains de la Médecine naturelle pris avec méthode, le moyen infaillible de se délivrer des pâles couleurs et autres maladies communes à leur âge et à leur sexe et d'arriver à une parfaite santé. A l'aide des remèdes si simples de la Nature, la santé et la fraîcheur reviennent comme par enchantement.

PLANTES AROMATIQUES

POUR BAINS ET POUR PAILLASSONS DE SANTÉ.

Ces paillassons sont très-utiles aux enfants faibles, scrofuleux et rachitiques sur la santé desquels ils exercent une salutaire influence.

QUEUES DE CERISES

La queue de cerise étant un produit que personne n'utilise et qui se perd sans profit pour personne, j'ai l'honneur d'informer le public ou les personnes qui voudront bien prendre la peine de les ramasser, que ma maison se charge d'acheter ce produit. Les mettre en lieu sec afin d'éviter les moisissures : on ne doit rien laisser perdre de ce qui peut être utile.

Clermont. — Imprimerie P. PETIT, place de la Treille, 3,